自律神経の名医による
聴くだけで副交感神経が上がる

心にすぐ効く CD BOOK

小林 弘幸（順天堂大学医学部教授）
カノン（作詞作曲・歌）

PART 1

「元気」の要　副交感神経の謎を解く

はじめに　6

私たちの生命活動を支えている
自律神経ってどんなもの？
　　　車にたとえると交感神経はアクセル
　　　副交感神経はブレーキ　　　　　　　8

交感神経と副交感神経の
バランスはどうなっている？
　　　交感神経と副交感神経の
　　　両方を高く保つことが健康維持の鍵　10

自律神経バランスが崩れると
免疫力が低下するって本当？
　　　自律神経バランスを整えることで
　　　免疫機能をアップすることができる　12

現代人は心が折れやすい？
自律神経が乱れるのはこんなとき
　　　日常生活のあらゆるシーンに
　　　自律神経バランスを崩す原因がある　14

自律神経をコントロールできれば
人生をコントロールできる
　　　副交感神経を高めるさまざまな習慣が
　　　「人生の質」を上げる　　　　　　　16

PART 2

音楽と副交感神経の深い関係

音楽は副交感神経をアップし折れない心を保つ最高の薬！ ── 「勝負」の前に適した音楽を聴くと自分の実力が十分に発揮される ……20

音楽を意識しイメージすることで副交感神経がアップする ── 音楽を聴くときは五感を目覚めさせイメージを膨らませよう ……22

一日20分、目を閉じ、音楽に身を委ね幸せな「記憶」を呼び起こす ── 過去をイメージすることで浄化し自律神経バランスを整えよう ……24

音楽を聴く時間帯で副交感神経への効果も変わってくる ── 音楽を聴くタイミング次第で自律神経をベストにもっていける ……26

このCDはこんなときに聴きましょう ……28

「心にすぐ効くCD BOOK」楽曲・歌詞集 ……32

PART 3

心が折れない毎日のための10の習慣

健康習慣 その1
どんなときでもゆっくりと　焦ったり早口で話すのはNG！ ──── 36

健康習慣 その2
朝起きたら　鏡に向かってにっこりと笑ってみよう！ ──── 38

健康習慣 その3
ゆっくり深呼吸で　ポジティブスイッチON！ ──── 39

健康習慣 その4
緊張したときは　こぶしを握らず手を開こう！ ──── 40

健康習慣 その5 パニックになったら 上を向こう、顔を上げよう! ——41

健康習慣 その6 一日3回規則正しく ゆっくり食べて副交感神経アップ! ——42

健康習慣 その7 毎日午後に1回 軽いストレッチ運動をしよう! ——44

健康習慣 その8 音楽でリカバリー 一日30分のリラックスタイムをもとう! ——48

健康習慣 その9 その日一日のできごとを 三行日記にまとめよう! ——50

健康習慣 その10 質のよい入浴、質のよい睡眠は 折れない心を保つ基本! ——52

はじめに

近年では、「自律神経」の概念が一般に定着し、自律神経バランスを整えることが、健康の要……であると認識されるようになりました。

ただ、「自律神経」の言葉が日常的に使われるようになると同時に、誤った知識もひとり歩きしているようです。

たとえば「元気を出す」ためには、「人間の活動を司る交感神経を刺激するとよい」といった方法論もあるようです。

ですが、日本人はもともと、「交感神経が高く副交感神経が低い」傾向があり、むしろ副交感神経の機能をアップさせることが、心や体の活動レベルを高めることにつながるのです。

なぜ、副交感神経を上げると、心や体の健康につながるのか。副交感神経を上げるには、どうしたらよいのか。

本書ではそれを解き明かし、音楽により副交感神経をアップする方法を提案しています。

科学的根拠に基づいて作られたこのCDを聴くことで、あなたの心と体がより素晴らしく輝くと、私は確信しています。

小林 弘幸

PART
1

「元気」の要
副交感神経の謎を解く

自律神経は私たちの生命活動を、24時間365日休むことなく縁の下で支えてくれる大切なシステムです。この自律神経の働きが、私たちの健康に大きな影響を及ぼしているのです。

私たちの生命活動を支えている自律神経ってどんなもの？

人間は、手足や口などは、自分の意志で自由に動かすことができますが、内臓や血管などは、自分の意志で動かすことができません。

この、自分で動かすことのできない部分を司っているのが「自律神経」です。

たとえば体の中に食べ物が入ってくれば、胃や腸などの消化器官は自動的に活発になり、食べ物を消化、分解し、栄養素を吸収します。

心臓は、私たちが生きている限り働き続け、体中に血液を送り続けています。また、気温の変化などに対応して、人間の体は汗をかいたり、震えて体温を逃がさないようにしたり、できる限り通常の状態を保とうとします。

血液の循環や呼吸、消化吸収、排泄、免疫、代謝など、人間の生命を維持するためのさまざまな働きを司り、管理維持しているのが自律神経なのです。

自律神経は、「交感神経」と「副交感神経」という2種類の神経で構成されています。

交感神経を車にたとえるとアクセルです。

PART 1

交感神経が体を支配すると血管はキュッと収縮し、血圧が上昇、気分も高揚し、アクティブな状態となります。

もうひとつの副交感神経は、車にたとえるとブレーキです。副交感神経が体を支配すると、血管は適度な状態でゆるみ、血圧は低下し、体はリラックスした状態になります。

> Check Point!
> 車にたとえると
> 交感神経は **アクセル**
> 副交感神経は **ブレーキ**

自律神経

交感神経
緊張・興奮の神経

副交感神経
リラックスの神経

自律神経は、血液の循環、呼吸、消化吸収、排泄、免疫、代謝など、人間の生命を維持するためのさまざまな働きを司り、管理維持している。

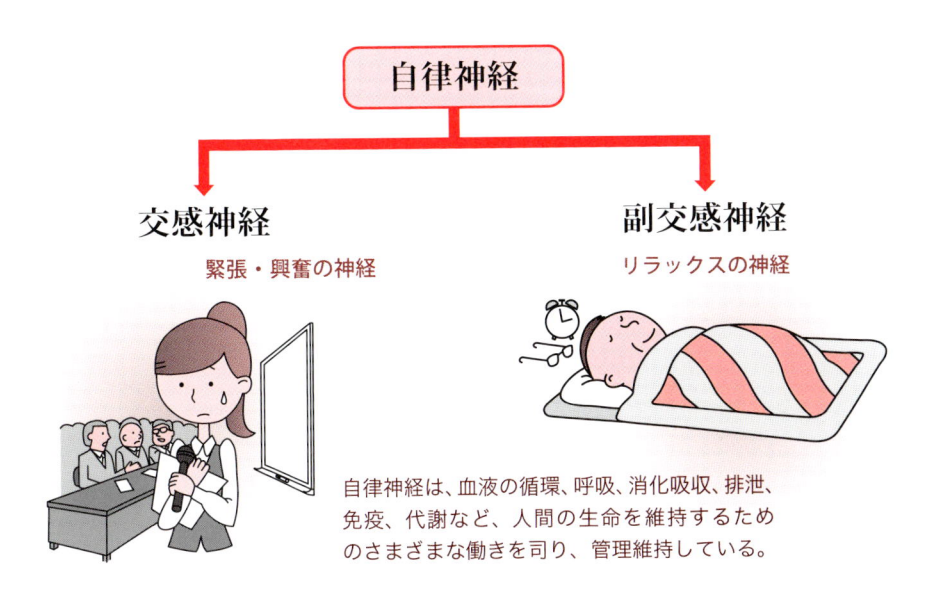

交感神経と副交感神経の バランスはどうなっている?

私たち人間の体は、活動を行なう日中は交感神経が支配し、夜リラックスするときには、副交感神経が支配するというように、相反する働きを持ったふたつの自律神経が、交互に支配することで身体機能が保たれています。

そういうふうに言うと、私たちの体は交感神経と副交感神経がきれいにスイッチングすることで動かされているようなイメージがありますが、実際はそうではありません。体が最もよい状態で機能するのは、交感神経も副交感神経も両方高いレベルで活動しているときなのです。

もちろん両方が高レベルといっても、活動的な状態では「交感神経がやや優位」、体がリラックスした状態では「副交感神経がやや優位」というような、バランスのシーソー状態が生じています。交感神経が優位な状態にしても、副交感神経が優位な状態にしても、自律神経活動の高さとバランスが最も理想的な状態にあるとき、それが私たちの心身が最も健康で、心身のパワーを最大限に発揮できる状態なのです。

PART 1

Check Point!
交感神経と副交感神経の両方を高く保つことが健康維持の鍵

日本人には、「交感神経が高く副交感神経が低い」人が多い。体の活動レベルを高めるには、副交感神経の機能をアップさせることが大切。

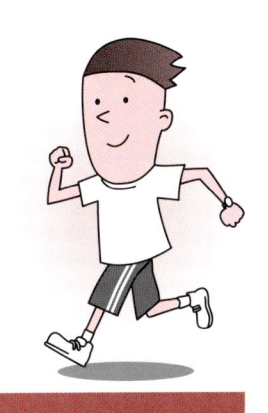

	交感神経は高く 副交感神経は低い **心が落ち着かずイライラしがち** ×	交感神経も高く 副交感神経も高い **心も体も最高の状態** ○
	交感神経も低く 副交感神経も低い **体が疲れやすく心も折れやすい** ×	交感神経は低く 副交感神経は高い **勝負どきにも気力が湧かない** ×

縦軸：交感神経（低←→高）
横軸：副交感神経（低←→高）

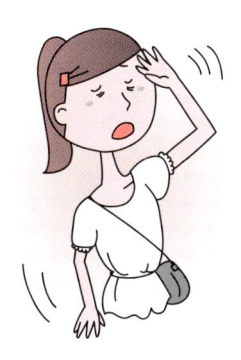

自律神経バランスが崩れると免疫力が低下するって本当?

自律神経のバランスが崩れると、どのような影響があるのでしょうか？

特に注意すべきなのは、交感神経活動のレベルが極端に高まり、副交感神経の活動が著しく低下している状態です。この状態になると、体のあちこちに問題が生じ始め、それが原因で病気になる確率も増加してしまいます。

自律神経の働きと深く関わっているこれらの問題は、「血管系」のものと「免疫系」のものに大きく分けられます。

自律神経のバランスが安定している状態では、交感神経が血管を収縮させ、副交感神経が血管をゆるめるという働きがリズミカルに行なわれ、血流がスムーズになります。

しかし、そのバランスが崩れてしまうと、リズムが混乱して血液の流れが滞り、血栓などの問題が起きやすくなってしまいます。これが「血管系」のトラブルです。

人間の体は何十兆個もの細胞が集まったもので、そのひとつひとつがしっ

かりと機能するためには、十分な栄養と酸素が欠かせません。それを運ぶ血流が滞ってしまうということは、体にとって大きな痛手といえます。

もうひとつの「免疫系」のトラブルとは、自律神経のバランスが崩れることによって免疫力が低下してしまうことです。

私たちの体には、細菌やウイルスなどに感染することによって発生する感染症から体を守る働きをする「免疫」というシステムがあり、免疫力が高いほど、病気への抵抗力も高くなります。

免疫は外部から侵入してくる細菌などを排除するだけでなく、体の中で生じる異物からも守ってくれます。その代表的なものが「がん」です。

がん細胞は人間の体の中で常に発生していますが、免疫のシステムがそれらを常に排除しています。そのため、自律神経バランスの崩れによる免疫力の低下は、風邪をはじめとした感染症にかかる確率とともに、がん発病の危険性も高めてしまうのです。

> Check Point!
> 自律神経バランスを整えることで免疫機能をアップすることができる

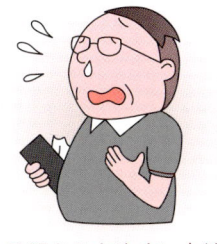

風邪をひきやすい人は自律神経バランスが崩れているケースが多い。

現代人は心が折れやすい？
自律神経が乱れるのはこんなとき

　自律神経の状態は気温や気圧の変動によって左右されるため、夏は副交感神経の働きが高まり、冬には交感神経の働きが高まる傾向が見られます。

　そのような外的要因に加え、人間関係や仕事環境、経済状態などといった日常生活を送る上で生じてしまうさまざまなストレスが、現代人の自律神経のバランスを整える上で妨げとなっています。

　特に日本人は、交感神経の働きが高くなる傾向が多く見られますが、交感神経が高いままで副交感神経の働きが下がると、健康維持への影響があるだけでなく、精神的な面にもトラブルが起きる原因になります。ストレスを受け続けることで、ささいな出来事をきっかけに気持ちが落ち込んでしまう「折れやすい心」になり、やがてうつ状態になってしまう場合もあります。

　また、副交感神経の働きは、男性は30歳、女性は40歳を過ぎたところで急激に低下してしまうため、意識的に副交感神経を上げられるように働きかけていく必要があります。

PART 1

> Check Point!
> 日常生活のあらゆるシーンに**自律神経バランスを崩す**原因がある

自律神経バランスが崩れると心が折れやすくなる。

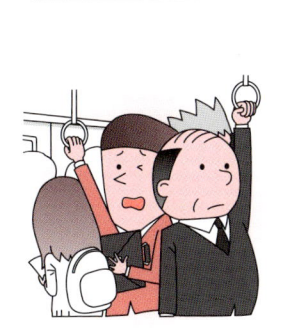

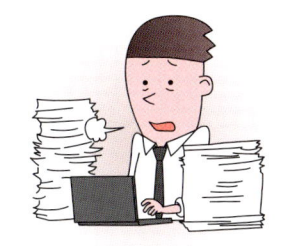

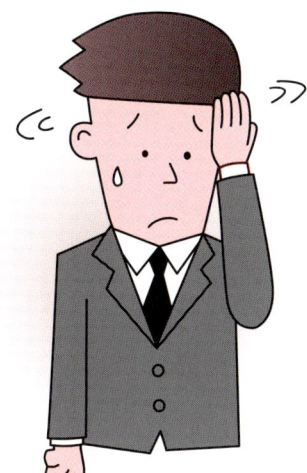

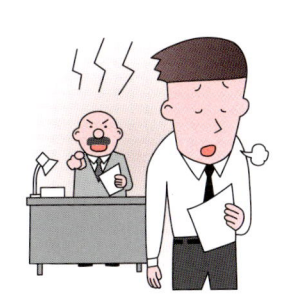

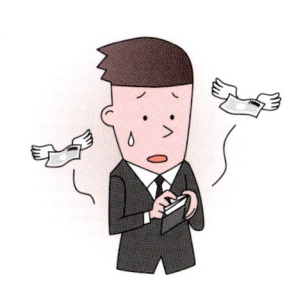

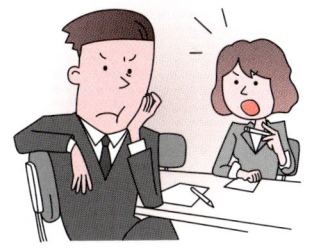

自律神経をコントロールできれば人生をコントロールできる

私たちの自律神経の働きは、10年でおよそ15％ずつ低下していきます。そのため、加齢によって免疫力が徐々に下がり、精神的にも不安定な状態に陥りやすくなります。

逆にいうならば、普段から意識して副交感神経の働きを上げ、自律神経のバランスを常に保ち続けることによって、健やかな体と折れにくい心をつくり、年齢を重ねても自分の可能性を広げ続けることができるのです。

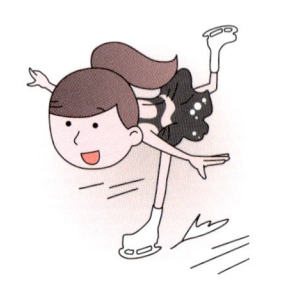

そのため、世界のトップアスリートや、一流といわれる人たちは、意識的にせよ、無意識的にせよ、副交感神経の働きを向上させるさまざまな習慣を身につけています。

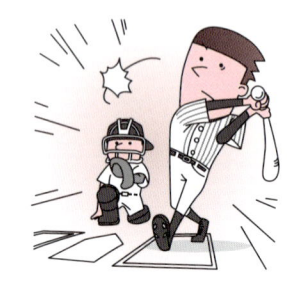

世界のトップアスリートたちは、ごく自然に副交感神経を高めるような習慣を持っている。

自律神経のバランスを整え、心と体のトータルパワーを高めると、次のような効果が期待できます。

① 免疫力が高まり、病気になりにくくなる。
② 全身の血流がよくなることで、内臓の状態や腸内環境が整い、肌や体型、脳の老化を遅らせ、若々しさを保つことができる。
③ 折れにくい心をつくり、自信が湧いてくることで、チャレンジ精神を持つことができる。仕事の効率が上がるため、他者からのよい評価にもつながる可能性が高くなる。
④ 自分自身が生き生きと健康に暮らすことにより、家族や友人などの周囲の人々へよい影響を与えることができる。

Check Point!
副交感神経を高めるさまざまな習慣が「人生の質」を上げる

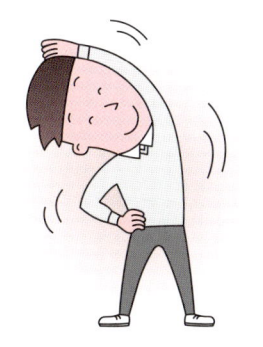

心身のトータルパワーを高めて折れにくい心をつくろう。

PART
2

音楽と副交感神経の深い関係

五感を刺激することは、自律神経のバランス調整に役立ちます。特に効果的なのが音楽を聴くこと。音楽の傾向や聴くタイミングを選ぶことで、さらに効果を高めることができます。

音楽は副交感神経をアップし折れない心を保つ最高の薬!

現代人は常にストレスにさらされているため、自律神経のバランスが乱れがちです。そのため精神的に不安定になり、心が折れやすく、人間関係や仕事上の問題でいったん傷ついてしまうとなかなか抜け出せず、悪循環を招いてしまうといった傾向があります。

それを防ぐためには、自律神経のバランスを整えていくことが必要です。効果的な方法として、人の持つ「視覚」「聴覚」「嗅覚」「味覚」「触覚」、つまり五感に刺激を与えることがよいのですが、中でも特に効果が高いのは、「聴覚」に訴えかける方法です。

心地よいと感じる音を聴くことで、副交感神経の活動が活性化し、リラックス作用がもたらされることは、さまざまな研究によって証明されています。

実際に、医療の現場においても「音楽療法」が採用されています。

また、世界で活躍するトップアスリートの多くは、それぞれ自分の状況に合った音楽を聴き、緊張をほぐしたり、試合本番前の集中力を高めるために

これはスポーツ選手に限ったことではなく、仕事で実力を発揮したいと希望する人も、大きなプレゼンテーションの前や、重要な商談や会議に臨むときなど、それぞれの状況に合った音楽を聴くことで、自分の理想的な状態を引き出すことができます。

では、具体的にどのような音楽を聴くのが、より効果的なのでしょうか。

副交感神経の働きを高めるためには、音階や音程、リズムなどといった多くの条件を満たす必要があります。

それらの条件や医学的な根拠を参照し、これまで私が積み重ねてきた自律神経の研究をベースに制作されたのが、本書に付属しているCDです。

この中に収録された曲を聴くことで、下がってしまった副交感神経の働きを上げるとともに、交感神経の働きが上がりすぎないようコントロールすることができます。

> **Check Point!**
> 「勝負」の前に適した音楽を聴くと
> 自分の実力が十分に発揮される

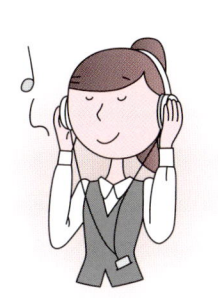

特定の条件を満たした音楽は最高のパフォーマンスを引き出す。

音楽を意識しイメージすることで副交感神経がアップする

音楽を使って自律神経を整えるときに大切なのは、音楽を聴いていることをちゃんと意識する、イメージするということです。

意識して聴く音楽と意識しないで聴く音楽とでは、自律神経に与える効果に、大きな違いが出てきます。

たとえば、コンビニやレストランなどでBGMとして流れている音楽は、意識しないで聴いている音楽です。こういったBGMを聴いて得られるリラクゼーション効果は、ほとんどありません。

音楽の力をフルに活用するためには、何よりもまず「聴こう」とする意識が大切です。さらに「五感を十分に目覚めさせて、イメージを膨らませる」ということが大きなポイントになります。

実は、この意識する力、イメージする力は、私たちの自律神経を整えることに大きな力を発揮するのです。少し意識してイメージを描きながら音楽に耳を傾けるだけで、あとは音楽の力との相乗効果で、眠っていた五感が自然

に目覚め、どんどんイメージが溢れ出してくるのです。

音楽を聴きながら、過去の記憶を呼び戻す人も多いと思います。自律神経を整えるには、自分を客観的に見つめることが役立ちますが、音楽を聴きながら過去の記憶を呼び戻すことは、自分を冷静に顧みて検証することにもなっています。

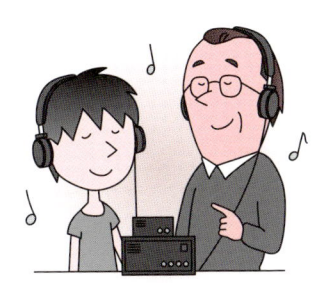

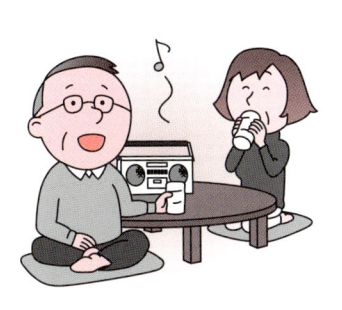

よく、「過去を振り返っても仕方がない」といわれますが、医学的に見ると過去を振り返ることは、心や体にとって有益なことなのです。人は過去を回想しているとき、心も体も自然にリラックスしていることがわかっています。

> Check Point!
> 音楽を聴くときは五感を目覚めさせイメージを膨らませよう

昔の思い出の曲などを聴きながら、しばし回想にふけってみよう。自律神経が整い、次第にリラックスしてくるのがわかる。

一日20分、目を閉じ、音楽に身を委ね幸せな「記憶」を呼び起こす

音楽を聴いて、過去の美しい記憶がよみがえり、心が揺さぶられるような感動に包まれる。昔聴いた懐かしい曲が流れると、瞬時にその当時の自分の状況を、昨日のことのように思い出す……そういった経験は、誰にでもあると思います。

音楽には、記憶を呼び戻す効果があります。自分の過去を回想するというのは、自分を浄化し、自律神経のバランスを整えることにつながります。

どこか懐かしい、日本の夜明けの情景を思い起こさせるような、聴いているだけでそんなイメージが描ける楽曲は、副交感神経をスムーズに上げてくれます。

付属のCDは、聴くだけで「記憶」が刺激され、イメージが湧き上がるようなメロディーラインで、さらに音色や音域、コード進行、ゆったりとした呼吸に合わせたテンポなど、自律神経を整えるための研究と工夫を経て、つくられています。

Check Point!

過去を**イメージ**することで**浄化**し
自律神経バランスを整えよう

できればひとり落ち着ける場所でじっくりと聴いていただきたいCDです。一日20分だけで構いません。可能ならば喧噪から逃れられるような場所で、目を閉じ、音楽に身を委ねてみましょう。

CDを聴きながら、自分にとっての幸せな「記憶」を呼び起こしてみます。そして、当時の空気感や思いを、味わってみましょう。

たったそれだけで、全身の細胞のすみずみまで、質のよい血液が行きわたるはずです。

また、音楽を聴く前に、美しい風景が広がる写真を眺めたり、聴きながら、大自然を心に思い浮かべるのも副交感神経のアップに役立ちます。

音楽を聴いた後は、乱れた自律神経が理想的なバランスに整えられます。心の重さやイライラ、ネガティブな感情が消え、体も軽くなっていることに気づくでしょう。

落ち着ける場所でじっくり聴くのが効果的。

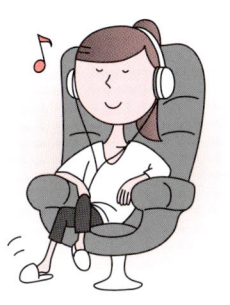

音楽を聴く時間帯で副交感神経への効果も変わってくる

ヒーリング音楽に代表される、ある種の心地よい音楽は、とても効果的に自律神経を整えてくれます。そして副交感神経が上がり自律神経が高いレベルで整えば、その人の心と体の能力は飛躍的にアップします。

では、音楽はどのような経過で、副交感神経を刺激するのでしょうか。

まず音楽を聴き始めた瞬間から、副交感神経は上がり出し、10分後くらいにピークを迎えます。

音楽を聴いている間は、ずっとその効果が持続し、音楽を聴き終わった後も、しばらくは余韻のようにその効果を持続させます。

こういった結果から、自律神経をベストな状態にもっていくためには、そのタイムラグを想定しておくことが重要であるとわかります。

また、自律神経に大きく影響する音楽は、一瞬で平常心のバランスを崩す原因になることもあるので、音楽で自律神経を整える場合は、聴く時間帯やタイミングにもテクニックが必要です。

PART 2

たとえば、大切なプレゼンテーションや発表、重要な会議や商談に臨むときは、本番直前まで聴くことは避けましょう。自律神経を整える音楽は、10分くらい前に聴き終えておくのがベストです。

自律神経に有効な音楽を聴く場合、おすすめの時間帯は夕方。ですが、時間が自由にならない方は、日中の自由時間や一日の最後のリラックスタイム、寝る直前に聴く……ということでも構いません。

一日の疲れをいやすため、暗い気分から立ち直るため、どんなときでも瞬時に心を立て直してくれるこのCDを、ぜひ役立ててください。

> Check Point!
> 音楽を**聴くタイミング**次第で
> **自律神経をベスト**にもっていける

音楽の力で副交感神経の働きがアップすると、細胞のすみずみまで質のよい血液が流れるようになる。全身の細胞が活性化し、さまざまな健康効果が得られるばかりか若返りにも効果的。

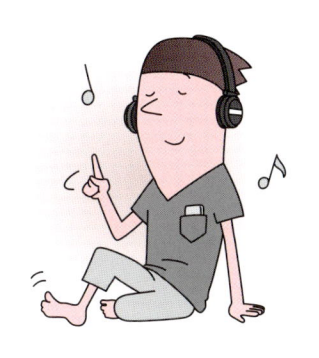

27

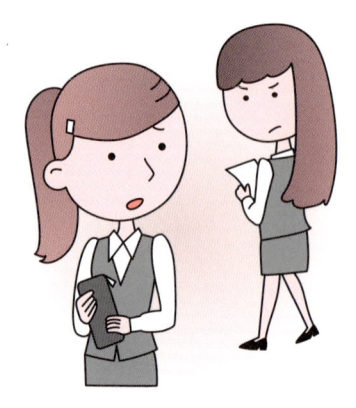

人間関係で悩んだとき

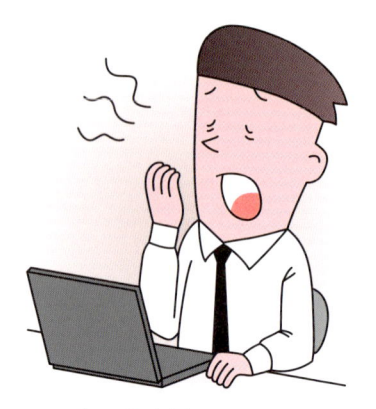

やる気が出ないとき

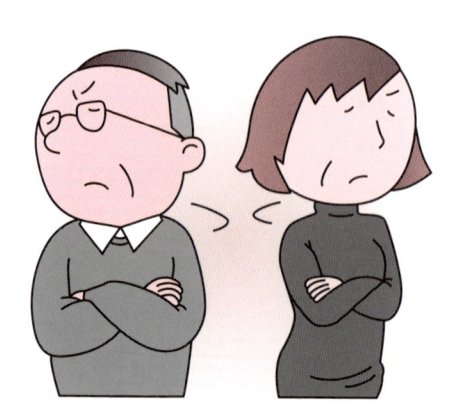

このCDはこんなときに聴きましょう

誰かに怒りを覚えたとき

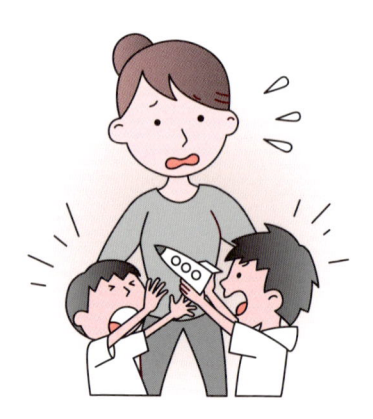

イライラしたとき

PART 2

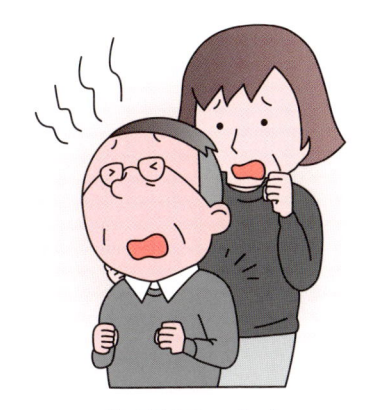

体がだるいとき

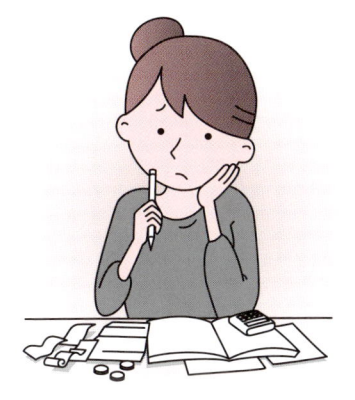

将来が不安になったとき

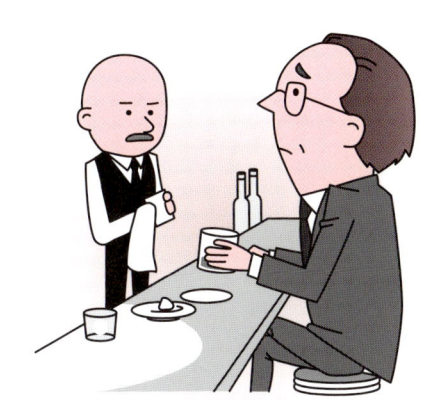

このCDはこんなときに聴きましょう

気持ちよく酔えないとき

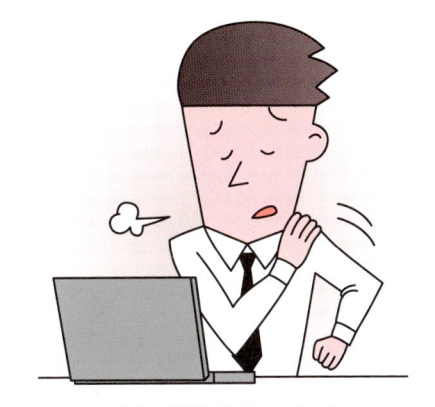

疲れが抜けないとき

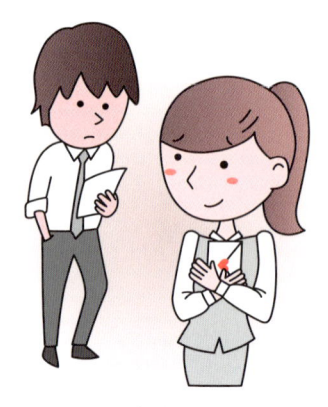

思いを告白するとき

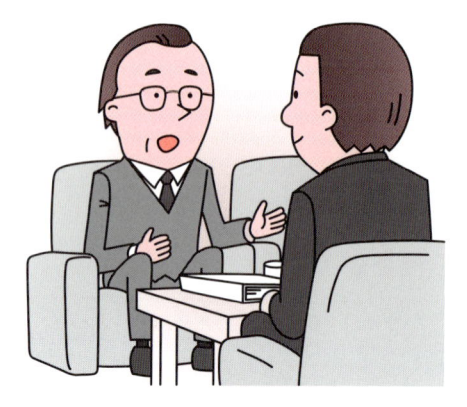

難しい仕事が控えているとき

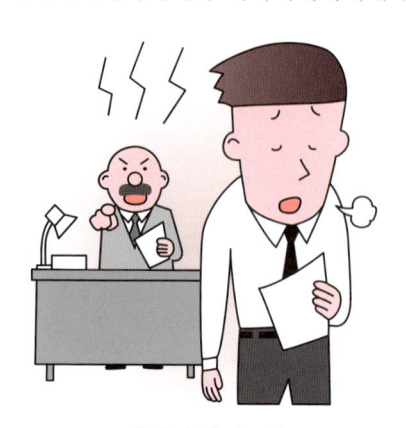

このCDはこんなときに聴きましょう

叱られたとき

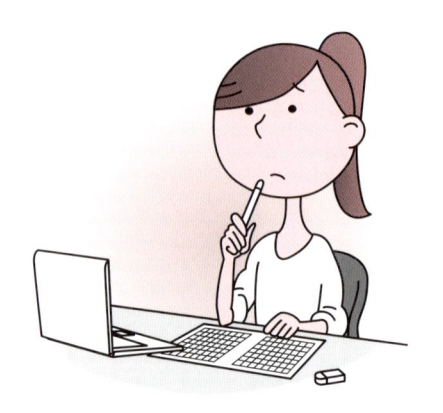

アイディアに詰まったとき

PART 2

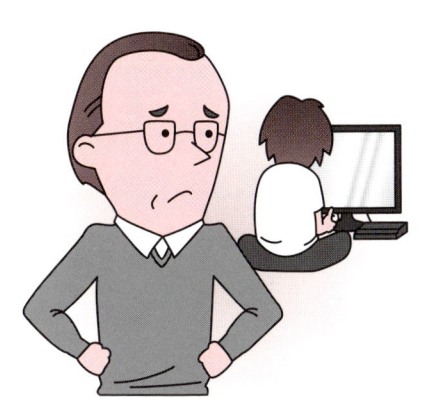

コミュニケーションに悩んだとき 　　　　　緊張しそうなとき

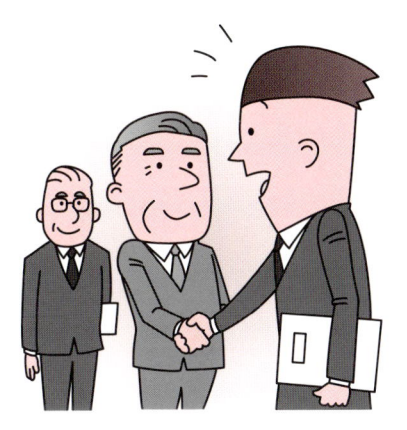

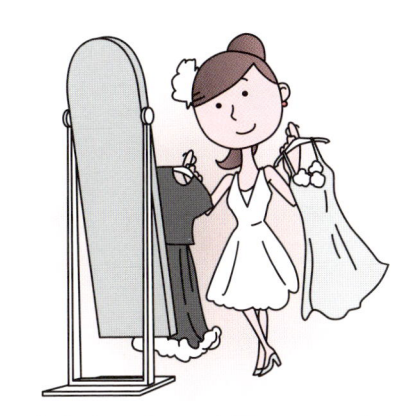

このCDはこんなときに聴きましょう

発表会やスピーチを控えているとき 　　　うつから抜けられないとき

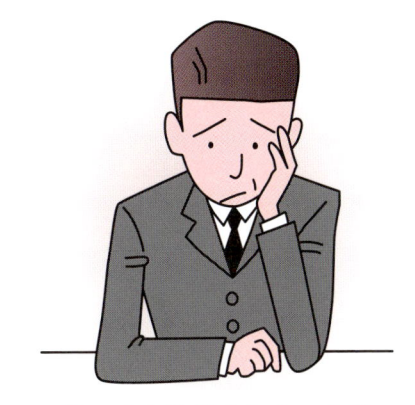

「心にすぐ効く CD BOOK」楽曲・歌詞集

航海の朝
カノン

I close my eyes and listen to my heart
目を閉じて　自分の心に耳を傾けます

Hoping to reach the land yet to be seen
まだ見ぬ土地にたどり着くことを夢見て

No matter how rough the road may be
どんなに道が辛くても

I know, with my Faith, I will find the way
信じる心を持つのなら　正しい道は必ず見つけられるはず

I'll spread my wings and fly up high
私は翼を広げ　空高く飛んでいく

Over the mountains
山を越えて

And across the sea
海を越えて

希望 〜暁〜　　　　　　　　　　　　　　　　小林 弘幸

冷たい夜風に　桜が香るように
君という希望が　僕を照らした日
悔しさに泣いて　行く先見えぬときも
やさしく背を押し　勇気をくれた君
夕焼けに染まる　空に夢を描き
届かぬ未来へ　思いをはせた日々も
いつだって君が　見守ってくれていた
僕の　すべてを　つつんでくれた君

雨ふる坂道　花咲く澄んだ道も
君という希望と　ゆっくり歩いていく

母なる大地

カノン

母なる大地に　抱かれて

今　私たちは　ここに生きてる

この世界を　彩るすべて

風の山の海の　声が聞こえる

美しい　大地の息吹を感じて

まだ見ぬ　果てまで　勇み歩めば

母なる大地に　抱かれて

今　私たちは　ここに生きてる

美しい　大地の息吹を感じて

まだ見ぬ　果てまで　勇み歩めば

母なる大地に　抱かれて

今　私たちは　ここに生きてる

PART 3

心が折れない
毎日のための10の習慣

自律神経のバランスは、日々の行動に注意するだけで整えることができます。「折れない心」をつくるための、10の生活習慣をご紹介します。さっそく今日から始めてみましょう。

健康習慣 その1
どんなときでもゆっくりと焦ったり早口で話すのはNG！

昔から、焦ったときこそ平常心を大切にといわれていますが、これにはしっかりとした根拠があります。

人は、リラックスすることで心と体がリフレッシュし、呼吸が深くなって副交感神経の働きが高まり、自律神経のバランスが整います。そして、全身の細胞が活性化し、頭も冴えわたり、最高のパフォーマンスを発揮できるようになるのです。このベストな状態を自分の力でコントロールできるようになるためには、常に「ゆっくり」を心がけて行動することが大切です。

「急（せ）いては事を仕損じる」という言葉のとおり、焦ってしまいそうな状況に陥ったときほど、「ゆっくり」とした動作を意識して動きましょう。そうすることで呼吸が安定し、よりよい結果をより早く得ることにつながります。

これは仕事や日常生活、どのような場合でも同じことがいえます。ですが、すべての動作をすぐに「ゆっくり」に変えるというのは、少々難しいと感じる方がいるかもしれません。その場合は、まず「ゆっくり話す」こ

とから始めてみることをおすすめします。

私たちは毎日さまざまな行動をしていますが、その中でも特に「話す」ことは、意識してゆっくりと行なうと、大きなメリットを得られます。

ゆっくり話すことで、自然と呼吸も深くゆっくりとしたものになるので、最初に述べた自律神経のバランスが整い、細胞の活性化が起こりやすくなるのです。

また、ゆっくり呼吸をしようと意識しすぎるとかえって緊張してしまい、交感神経が上がって逆効果になりかねません。あくまでも自然にゆっくりと呼吸をすることで、副交感神経を上げることができます。

そのためにどんな人でも場所や時間を問わず、最も手軽にできる方法が「ゆっくり話すこと」なのです。

焦ったときほど「ゆっくり」を意識しよう。そのほうが、結果的には早くできることも多い。「ゆっくり早く」が基本。

健康習慣 その2

朝起きたら
鏡に向かってにっこりと笑ってみよう！

副交感神経を上げることができる、簡単な動作があります。それは、「笑う」ことです。

実際にさまざまな表情をして自律神経の状態を計測する実験を行なった結果、「口角を上げる表情」をした際に、副交感神経の働きが活発になっているということがわかりました。

そのため、心からの笑顔であればもちろん、作り笑いであっても、副交感神経を上げる効果が期待できるといえます。

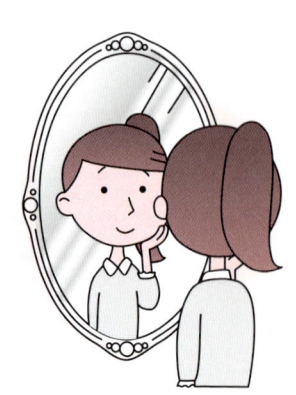

毎朝、身支度を整えるときに、鏡の中の自分に笑いかけてみましょう。心に余裕が生まれ、その日一日を安らかに過ごす手助けとなってくれます。

口角を上げる動作が、顔筋の緊張をほぐしリラクゼーション効果をもたらす。

健康習慣 その3
ゆっくり深呼吸で
ポジティブスイッチON！

緊張したときには、落ち着きを取り戻すために深呼吸をするといいと昔からよくいわれています。

その理由は、深呼吸によって末梢血管の血液量が増加することにありました。ゆっくりとした深い呼吸は副交感神経を上げ、末梢血管が開き、血流がよくなります。それによって筋肉の緊張がゆるみ、体がリラックスします。

また、ストレスや、怒り、嫉妬などのネガティブな感情は、副交感神経の働きを下げてしまいます。そういった気持ちが自分の中に生まれそうになったら、まずは一度深呼吸をしてみてください。ネガティブな気持ちで滞っていた血液が流れ出し、冷静な判断ができるようになります。

負の感情に囚われそうになったら、まずは深呼吸をして、気持ちをポジティブに切り替えてみましょう。

ネガティブな感情に囚われそうになったら深呼吸をする習慣をつけよう。

健康習慣 その4
緊張したときは こぶしを握らず手を開こう！

緊張をほぐす方法として、肩の力を抜くといいといわれることが多いですが、それよりもさらに効果的なのが「手を開く」ことです。

多くの人は、緊張したとき、気持ちを落ち着かせようと無意識のうちに何かをつかんだりこぶしを握ったりしてしまいがちですが、これは逆効果です。仮説ですが、手のひらを固く握ってしまうと、親指が圧迫されて血流が悪くなり、副交感神経が低下してしまうと考えられます。

そのため、焦ったり緊張したりといった状態になったら、まずは意識して手を開き、指の力を抜いてみましょう。少しでも気持ちを和らげることができます。

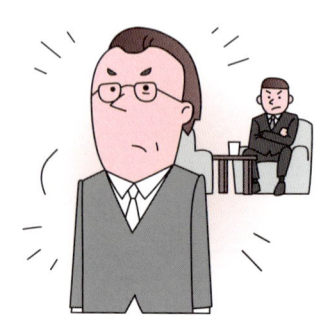

緊張したときは、肩の力を抜くよりも手を開くほうが効果的。

健康習慣 その5
パニックになったら上を向こう、顔を上げよう！

人はストレスを感じると、知らず知らずのうちに下を向き、姿勢が悪くなってしまいがちです。

ですが、うつむいて背中を丸めてしまうと、気道が狭くなり、肺に入ってくる酸素の量が減少します。すると、限られた酸素を脳に送るために末梢血管が収縮してしまい、自律神経の乱れや体の低酸素状態を引き起こしてしまうのです。

反対に上を向くと、気道がまっすぐになり、呼吸が深くゆっくりとしたものになります。そうすると副交感神経の働きが上がり、自律神経のバランスも安定して、心と体の落ち着きを取り戻すことができるのです。

また、肺に取り込まれる酸素の量も増えます。それによって末梢血管の状態が変化し、血流に乗って酸素と栄養が体のすみずみまで行きわたり、自律神経が安定します。

落ち込んだときこそ上を向いて、心と体をリフレッシュさせましょう。

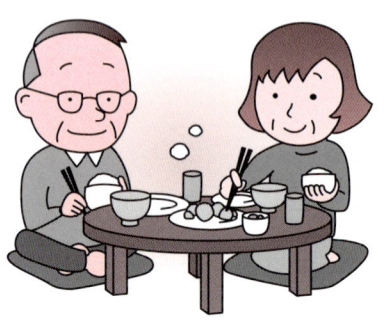

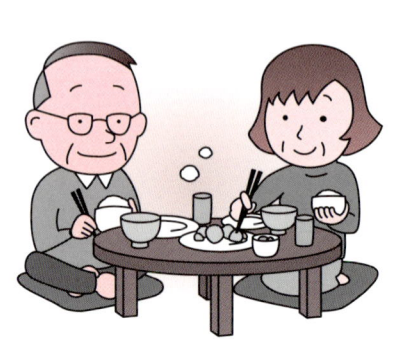

健康習慣 その6

一日3回規則正しく ゆっくり食べて副交感神経アップ！

ゆっくりよく噛んで食べることで、表情筋が柔らかくゆるみ、副交感神経の働きが上がります。加えて、食べ物をゆっくりと咀嚼(そしゃく)するリズムも、副交感神経の働きを高めてくれます。

そして、副交感神経の働きとともに腸の働きも高まるため、腸内環境も改善されます。便秘の解消や、消化吸収の機能が高まることで、太りにくい体質になる効果なども期待できます。

早食いが習慣化した人はメタボリックシンドロームになりやすいといわれていますが、実はゆっくり食べることは美容と健康にも欠かせないことなのです。

食事のときには、楽しみながらゆっくりと食べ

ゆっくり食べることはストレスからくる暴飲暴食を防ぐ効果もある。

PART 3

ることを心がけてみましょう。

また、食生活そのものを見直すことで、さらに自律神経のバランスを安定させることができます。たとえば、食事を一日3回規則正しく摂ることで、腸に適度な刺激を与えることができるのです。そして、一日の食事の中で最も重要度が高いのが朝食です。

朝食を食べることで、朝に低くなりがちな副交感神経が上がり、食物を吸収する過程で全身の血流もよくなります。一日の始まりに体のなかでこの流れを作っておくことで、その日の過ごし方が変わってくるといっても過言ではありません。

ですから、朝食を食べないということは、副交感神経を上げるチャンスを自ら手放してしまっているともいえます。

バナナやヨーグルトだけであっても、忙しい朝にこそ朝食を摂り、心に余裕を持って、副交感神経を上げる習慣を身につけていきましょう。

食生活を整え腸内環境がよくなると、脂質代謝が促進され太りにくい体をつくる。

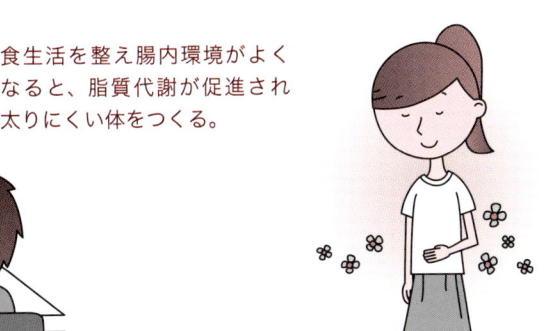

健康習慣 その7
毎日午後に1回 軽いストレッチ運動をしよう！

自律神経を整えるのに、軽い運動やストレッチはとても効果があります。一番のおすすめは、午後に1回、軽いストレッチタイムをつくること。これでその日の前半に生じた血流の滞りを解消することができ、充実した午後を過ごせます。

ここで紹介する4種類のストレッチはどれもシンプルなものですが、自律神経のバランスを整える効果は抜群です。時間がないという方は、無理にすべてを行なわなくても、できるものだけで構いません。

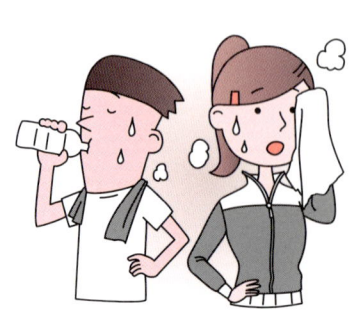

また、就寝前におすすめしたい夜のストレッチも2種類紹介します。これらには大きなリラックス効果があり、不眠の解消に一役買ってくれます。

週に1度のハードな運動より、毎日30分軽いストレッチ運動を行なうほうが効果的。

午後のエクササイズ① 体側を伸ばすストレッチ

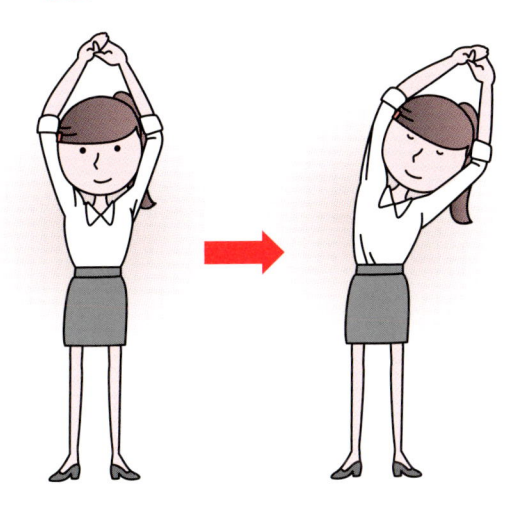

① 背筋を伸ばして立ち、足を肩幅に開く。
② 両腕を上に上げ、一方の手の先をもう片方でつかむ。
③ 正面を向いたままで上半身を傾け、体側を伸ばす。
④ つかむ手を替え、逆方向にも同様に行なう。

午後のエクササイズ② 上半身を伸ばすストレッチ

① 背筋を伸ばして立ち、足を肩幅に開く。
② 両腕を伸ばして前に出し、右手の先を左手でつかむ。
③ 姿勢を変えず、そのまま右腕をできるだけ左側に引っ張る。
④ つかむ手を替え、反対側も同様に行なう。

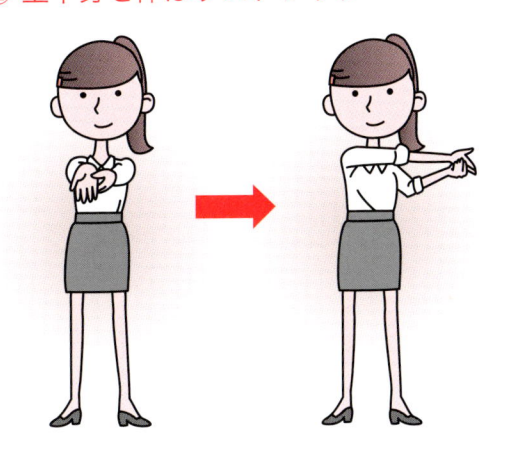

午後のエクササイズ③ 肩甲骨をゆるめるストレッチ

① 背筋を伸ばし右腕を前に出し、ひじを手首が上になるよう90度に曲げる。
② 曲げた右ひじを左手でつかみ、位置を変えずに右手首を回す。
③ 左側も同様に行なう。

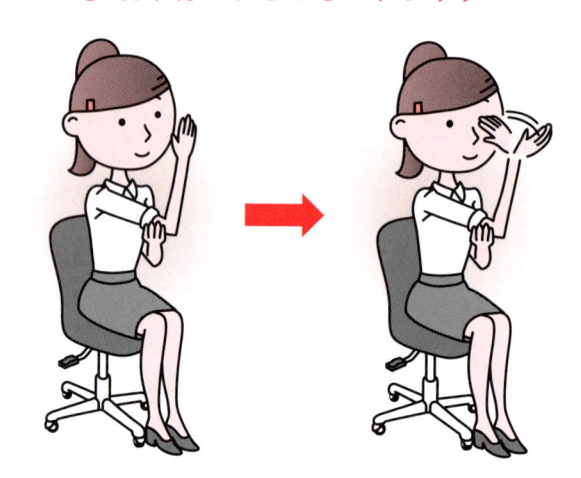

午後のエクササイズ④ 股関節をゆるめるストレッチ

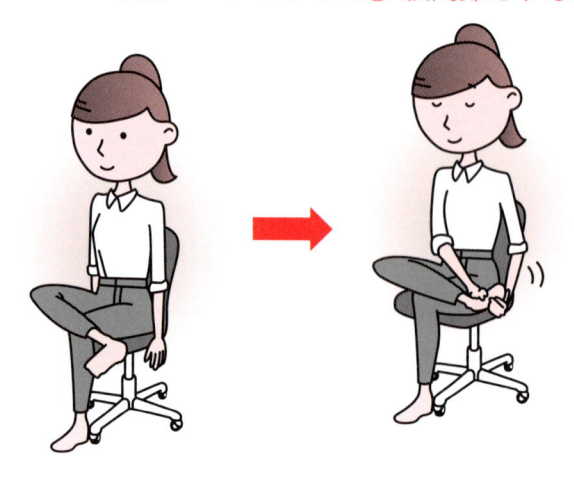

① 背筋を伸ばし、ひざが90度になるくらいの高さに腰かける。
② 右足を左ひざの上に乗せ、そのまま右足首を回す。
③ 左側も同様に行なう。

夜寝る前のストレッチ① 背中の凝りをほぐす運動

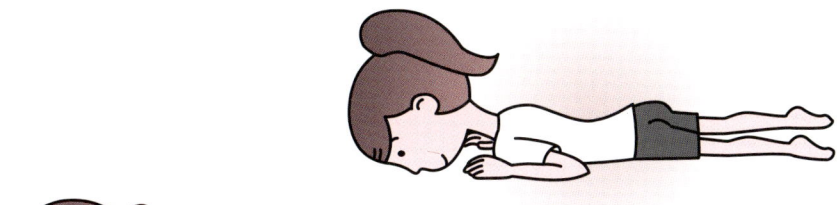

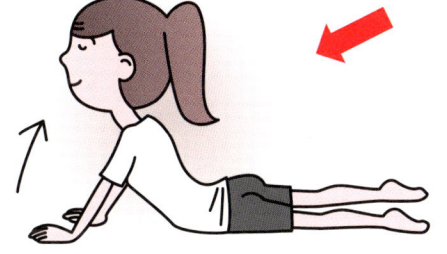

① うつ伏せになり、足を肩幅に開く。
② 両手をついて体を支えながら、上体をゆっくり起こして静止する。
③ 一連の流れを5回程度くりかえす。

夜寝る前のストレッチ② ツイスト運動

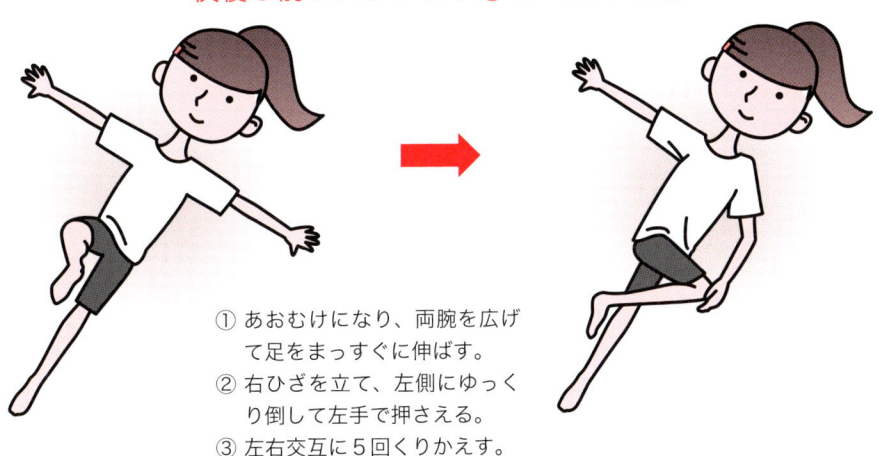

① あおむけになり、両腕を広げて足をまっすぐに伸ばす。
② 右ひざを立て、左側にゆっくり倒して左手で押さえる。
③ 左右交互に5回くりかえす。

健康習慣 その8
音楽でリカバリー
一日30分のリラックスタイムをもとう！

忙しい暮らしの中でも、ぜひつくってほしいのが、自律神経バランスを整えるリカバリータイムです。

リカバリータイムとは、「自分ひとりで、ゆったり自由に過ごす時間」のこと。リラックスし、自分本来のリズムを取り戻すための大切な時間です。

リカバリータイムは、一日30分で十分、決して長い時間は必要ありません。たとえば主婦の方なら、家事が一段落した午前中に絵を描いて過ごす。または、入浴後や寝る前の30分間に、テレビを見たり、日記をつけたり、好きな音楽を聴いたり……。それがたった30分であっても、自分のためのリラックスタイムを確保することで、毎日のリズムが変わってきます。

このリカバリータイムをもつことはさまざまなよい効果を生み出します。

まず、大切な30分をつくるために、ダラダラ無駄に過ごすことが少なくなります。バタバタと慌ただしい生活は、自律神経を整える上でマイナスで

すが、ダラダラと無為に時間を過ごすことも、同じように自律神経バランスにはマイナスです。無駄なく軽やかに、そして、リズミカルな生活を送ることが自律神経にとっては一番なのです。

仕事に追われ、1分1秒でも惜しい、といった気持ちで毎日を過ごしている人でも、意識的にリカバリータイムをもっと、かえって仕事の能率が上がることに気づくはずです。

PART2では、音楽が副交感神経を上げるのに効果的と書きましたが、一日30分のリカバリータイムには、この本のCDを聴くことをおすすめします。

このCDは、科学的根拠に基づいた「効果的なリカバリーショット」です。特別な声を持つシンガーとのコラボレーションにより、メロディーラインや音域、音色や歌詞、音色などが工夫され、効率よく副交感神経を上げるように、つくられています。

たった30分でも、自分のためのリカバリータイムをもつことが人生を変える。この本のCDを聴くことでさらに効果はアップする。

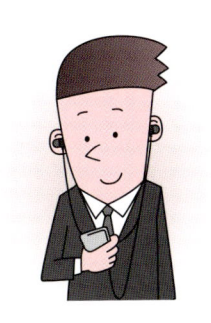

健康習慣 その9

その日一日のできごとを
三行日記にまとめよう！

夜になったらその日一日のことを振り返り、それを短い日記にまとめてみましょう。

副交感神経を上げるには、自分自身を客観的に観察することが非常に役立つのですが、そのためには日記をつけることが適しているのです。この作業を通して心を落ち着かせ、自律神経を整えることができます。

また、日記の内容や書く順番にも、自律神経への効果をさらに高めるちょっとしたコツがあります。

① 今日いちばん失敗したこと
② 今日いちばん感動したこと
③ 明日の目標

以上の順番と内容に沿って書いていきましょう。

一日に起こったできごとや、自分の感情がどう変化したかを文字にして整

PART 3

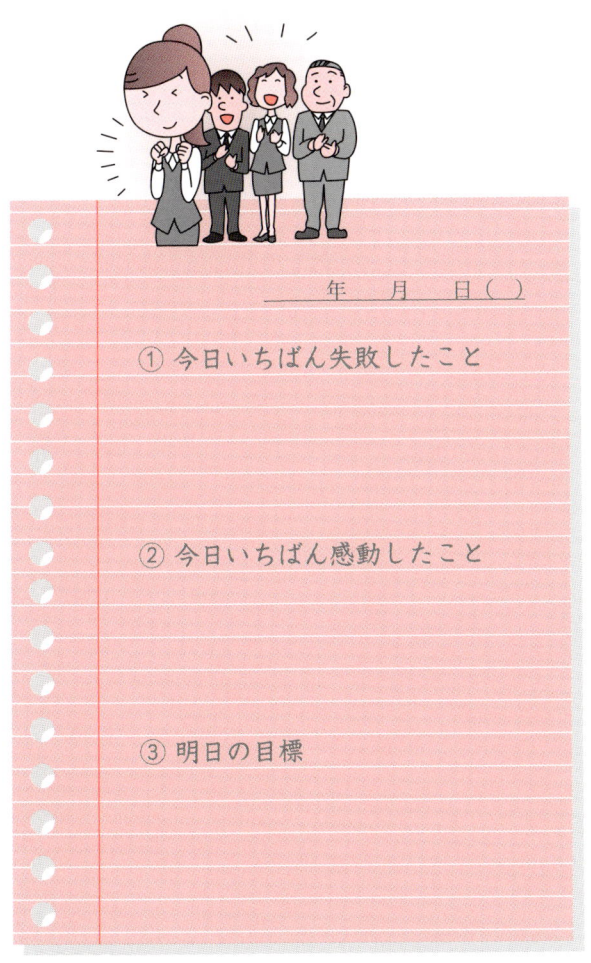

理し、それらを冷静に見つめ直すことで、似たような状況が起こっても落ち着いて対処できるようになります。

そこから心に余裕が生まれ、翌日への「前向きなイメージ」が生まれてくるのです。

```
　　　　　　年　　月　　日（　）

① 今日いちばん失敗したこと



② 今日いちばん感動したこと



③ 明日の目標
```

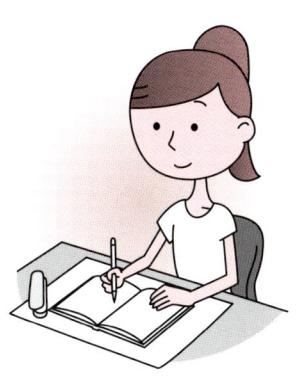

一日の終わりに気持ちを整理し、短い日記をつけることは、「心のデトックス効果」がある。

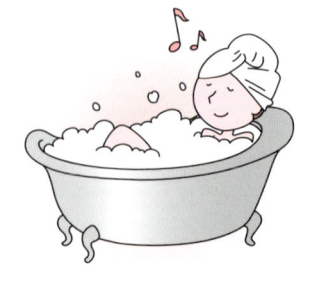

健康習慣 その10

質のよい入浴、質のよい睡眠は折れない心を保つ基本！

一日の終わりの入浴は、自律神経のバランスを整える大きな手助けとなります。入浴によって得られる効果をさらに高めるためには、いくつかのポイントを押さえることが大切です。

少しぬるめの39度から40度のお湯に、15分程度かけてゆっくりと浸かること。高すぎる温度や、長時間の入浴は避けましょう。浸かり方にもコツがあり、最初の5分は首まで、残りの10分はみぞおちまで浸かるのがベストです。

入浴に関する実験を行なった結果、この方法が最も血流がよくなる「究極の入浴法」であるとわかりました。以上のポイントを押さえると、副交感神経がスムーズに上がり、その後の睡眠の質も高まります。

上手な入浴は、その後の睡眠の質を高めることができる。入浴後にコップ1杯の水を飲むと、脱水症状を防ぎ、血液の状態がさらによいものになる。

質のよい睡眠は、自律神経のバランスをよい状態に保つための基本であり、必要不可欠なものです。

前述のとおり、自律神経は一日の中でも変動があり、普通は夕方から夜にかけての時間帯で副交感神経の働きが上がります。

ですが、夜更かしをしたり徹夜をしたりすると、交感神経が刺激され、副交感神経が上がるタイミングを失ってしまいます。交感神経の働きが高まり続けると、血管が収縮し、体が興奮状態になったままになるため、なかなか寝つけず、眠りも浅くなってしまいます。

特に、就寝時刻の1時間前からは「興奮」は禁物。強い刺激のある映画を見たり、アップテンポの音楽を聴いたりすることは避けましょう。

眠る前の1時間は、暗めの光の中でゆっくり翌日に向けての準備をすることをおすすめします。穏やかな時間を過ごすことで、高価な寝具を使わなくても睡眠の質を高めることができ、副交感神経が上がるようなよいリズムをつくり出すことができます。

徹夜明けの翌日、感度が鈍くなったように感じるのは疲労のためだけではない。睡眠不足で副交感神経の働きが下がり、血流が滞って脳の働きが落ちた結果、起こった現象。脳のためにも、質のよい睡眠を十分にとることが大切。

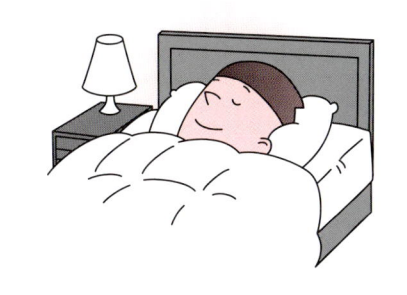

小林 弘幸　　こばやし ひろゆき

順天堂大学医学部病院管理学 総合診療科教授
日本体育協会公認スポーツドクター

1960年埼玉県生まれ。87年、順天堂大学医学部卒業。92年、順天堂大学大学院医学研究科（小児外科）博士課程を修了。ロンドン大学付属英国王立小児病院外科、トリニティ大学付属医学研究センター、アイルランド国立病院外科勤務を経て順天堂大学医学部小児外科講師・准教授を歴任、現在に至る。各種研究の中で自律神経バランスの重要性に着目し、日本初の便秘外来を開設した腸のスペシャリスト。多くのトップアスリートのコンディショニング、パフォーマンス向上指導にも研究成果が活用されている。『自律神経を整える人生で一番役に立つ「言い方」』『なぜ、「これ」は健康にいいのか？』『ゆっくり生きれば、遠くまでいける』『「ゆっくり動く」と人生がすべてうまくいく』『ストレスが消える「しない」健康法』など著書多数。著書のほとんどがベストセラーを記録し、著書累計出版部数1200万部を超える。

カノン

シンガーソングライター

幼少期よりアメリカ、オーストラリアで暮らし、10代の頃、聖歌隊のリードボーカルとしてヨーロッパ各地を回る。オーストラリア・クイーンズランド州立音楽大学声楽科を卒業後帰国、クラシックとポップスをミックスした「クラシカル・クロスオーバー」のパイオニアとしてソニーミュージック、ビクターエンタテインメントなどから9枚のアルバムをリリース。「癒やしを超えた聖なる歌声」と称され、フランス、オーストラリア、ロシア、イタリアでの公演や音楽祭のゲスト出演をはじめ、イギリス人テノール歌手ポール・ポッツ氏との共演、ソプラノ歌手スーザン・ボイル氏への歌詞提供、NHK朝の連続テレビ小説『ちりとてちん』への楽曲提供、テレビCM出演など国内外を問わず幅広く活躍の場を広げている。「NHK北京オリンピック代表決定戦」のテーマソング『明日への鼓動』など作品多数。FMラジオ MUSIC BIRD でパーソナリティを務める『カノン Sound of Oasis』は、10年を超える。2015年7月、日本人として初めてローマ法王にオリジナルの賛美歌を献上し、話題となった。カノン公式サイト　http://kanonlove.com/

本書に付属のCDは、自律神経の研究結果を踏まえ制作されていますが、効果には個人差があり、必ずしも効果が表れることを保証するものではありません。

自律神経の名医による　聴くだけで副交感神経が上がる
心にすぐ効く CD BOOK

2016年11月10日　第1刷発行

著　者　小林 弘幸
発行者　見城 徹

企画／株式会社ウィンブル　　　　企画・CD 制作／B.G.B カンパニー株式会社　前川 弘
制作・構成／芥 真木　　　　　　CD 構成・作詞作曲／カノン　小林 弘幸
イラスト／トモエ ツヨシ　　　　編曲／カノン　松ヶ下 宏之　高尾 悠
デザイン／平井 杉夫　　　　　　演奏／和光 美苗(Oboe)　柴田 春音(Viola)　山下 伶(Chromatic Harmonica)
カバーデザイン／幻冬舎デザイン室　エンジニア／永井 はじめ
編集／菊地 朱雅子(幻冬舎)　小松 萌花　Special Thanks／安達 俊久
撮影／西山 奈々子

発行所：株式会社 幻冬舎
　　　〒151-0051 東京都渋谷区千駄ヶ谷4-9-7
　　　電話　03(5411)6211(編集)
　　　　　　03(5411)6222(営業)
　　　振替　00120-8-767643
印刷・製本所：図書印刷株式会社

検印廃止

万一、落丁乱丁のある場合は送料小社負担でお取替致します。小社宛にお送り下さい。本書の一部あるいは全部を無断で複写複製することは、法律で認められた場合を除き、著作権の侵害となります。定価はカバーに表示してあります。

©HIROYUKI KOBAYASHI, GENTOSHA 2016
Printed in Japan
ISBN978-4-344-03023-7　C0095
幻冬舎ホームページアドレス　http://www.gentosha.co.jp/

この本に関するご意見・ご感想をメールでお寄せいただく場合は、
comment@gentosha.co.jp まで。